DES EFFETS THÉRAPEUTIQUES

DES EAUX ET DES BOUES

THERMO-MINÉRALES SULFUREUSES

DE SAINT-AMAND

(NORD)

PAR D. CHARPENTIER

Docteur en médecine,

Membre correspondant de l'Académie impériale de médecine, etc.

PARIS,

CHEZ JULES MASSON, LIBRAIRE,

26, RUE DE L'ANCIENNE-COMÉDIE.

1865.

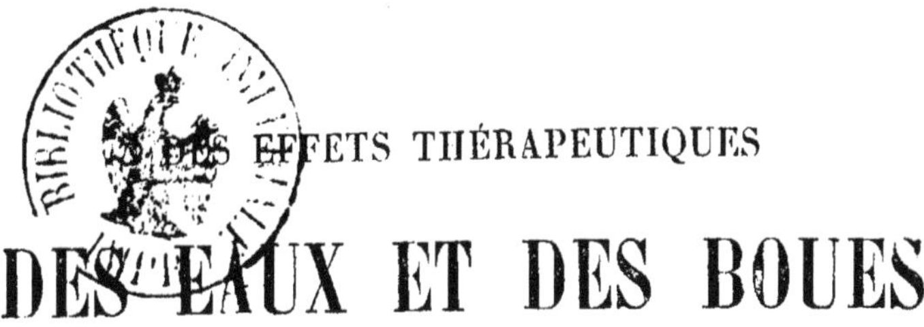

DES EFFETS THÉRAPEUTIQUES

DES EAUX ET DES BOUES

THERMO-MINÉRALES SULFUREUSES

DE SAINT-AMAND

(NORD).

PARIS. — IMPRIMÉ CHEZ BONAVENTURE ET DUCESSOIS,
55, QUAI DES AUGUSTINS.

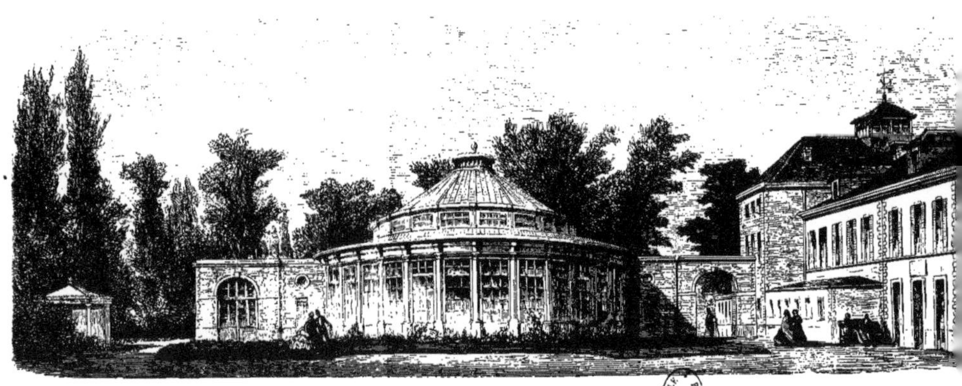

ÉTABLISSEMENT THERMAL DES BOUES DE SAINT-AMAND (Nord). — Vue extérieure.

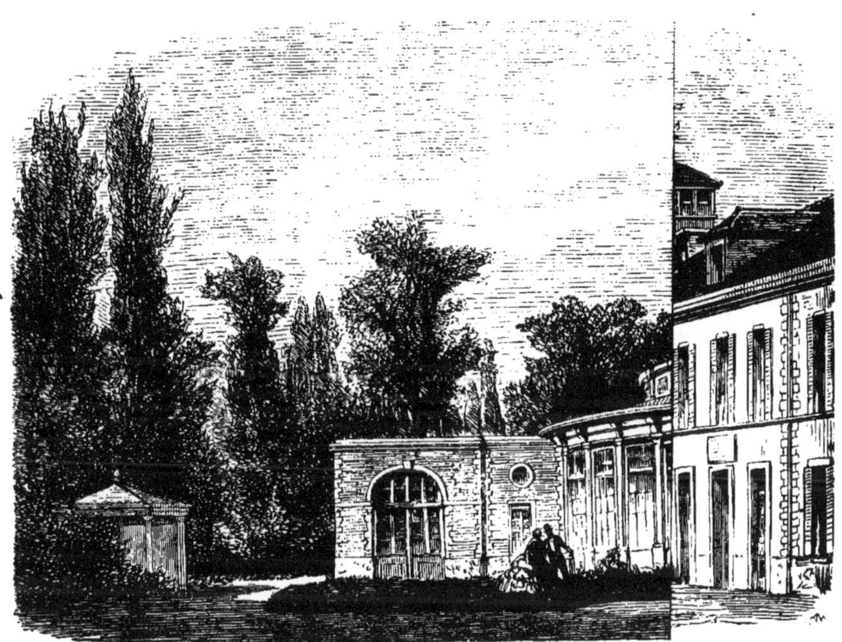

ÉTABLISSEMENT THER

DES EFFETS THÉRAPEUTIQUES

DES EAUX ET DES BOUES

THERMO-MINÉRALES SULFUREUSES

DE SAINT-AMAND

(NORD)

PAR D. CHARPENTIER

Docteur en médecine,

Membre correspondant de l'Académie impériale de médecine, etc.

PARIS,

CHEZ JULES MASSON, LIBRAIRE,

26, RUE DE L'ANCIENNE-COMÉDIE.

1865

MODE D'ADMINISTRATION

ET EFFETS PHYSIOLOGIQUES

DES EAUX ET DES BOUES

DES THERMES DE SAINT-AMAND.

Si l'on s'en rapportait aux premiers écrits qui ont été publiés sur les eaux minérales de Saint-Amand, peu de maladies leur résisteraient. Héroguelle, Pythois, Brissot en faisaient une panacée presque universelle; mais, plus tard, les médecins qui, comme eux, ont été attachés à cet établissement, ont fait justice des exagérations, surtout Gosse et Desmilleville ; aussi peuvent-ils être consultés avec avantage.

Quoi qu'il en soit, notre appréciation des effets de ces agents thérapeutiques sera surtout le résultat de notre propre observation, qui nous a mis à même de connaître les affections qu'ils guérissent le plus souvent, celles dont le succès est plus incertain, et celles enfin qui leur résistent. Faisons d'abord connaître leur action physiologique et la manière dont ils sont administrés.

Jusqu'au commencement du XVIIIe siècle, les eaux minérales de nos thermes, prises en bains ou en boisson, firent seules les frais du traitement ; l'efficacité des boues ne fut connue que plus tard pour les maladies extérieures, telles que dartres, plaies, etc. ; et ce n'est guère qu'en

1770 qu'on les voit employées concurremment avec les eaux dans les affections internes[1]. Comme l'observation démontrait que leur action était beaucoup plus puissante que celle des eaux, l'usage de celles-ci, sous forme de bains, diminua de plus en plus et finit par être délaissée; aussi les thermes de Saint-Amand sont-ils moins connus pour leurs eaux que pour leurs boues minérales.

Les eaux cependant ne pouvaient être abandonnées, car elles ont, prises en boisson, des effets très-sensibles; elles activent les fonctions de l'estomac; avant qu'ils n'y soient habitués, la plupart des malades sont pris d'une légère diarrhée pendant les premiers jours de leur traitement; mais elle ne tarde pas à se dissiper, sans qu'aucun moyen ait été employé pour la combattre. L'action des eaux sur les reins est des plus manifestes; elles en augmentent considérablement la sécrétion; d'après cela, on peut apprécier les avantages qu'on en retire dans certaines maladies.

Les boues se prennent en bains tous les jours. La plupart des malades s'en abstiennent, avec raison, un jour dans la semaine, souvent le dimanche. La durée des premiers bains ne doit pas dépasser une ou deux heures; mais après quelques jours, elle peut être progressivement augmentée jusqu'à quatre et cinq heures : pendant ce temps, les malades lisent, écrivent, jouent à différents jeux,

1. Elles sont composées de terres siliceuses, de matières végéto-animales et extractives, dans lesquelles le fer et le carbonate de chaux se trouvent en assez grande quantité, et le tout est délayé dans de l'eau sulfureuse. Elles ont une odeur hépatique très-prononcée, et se couvrent de conferves quand elles sont en repos.

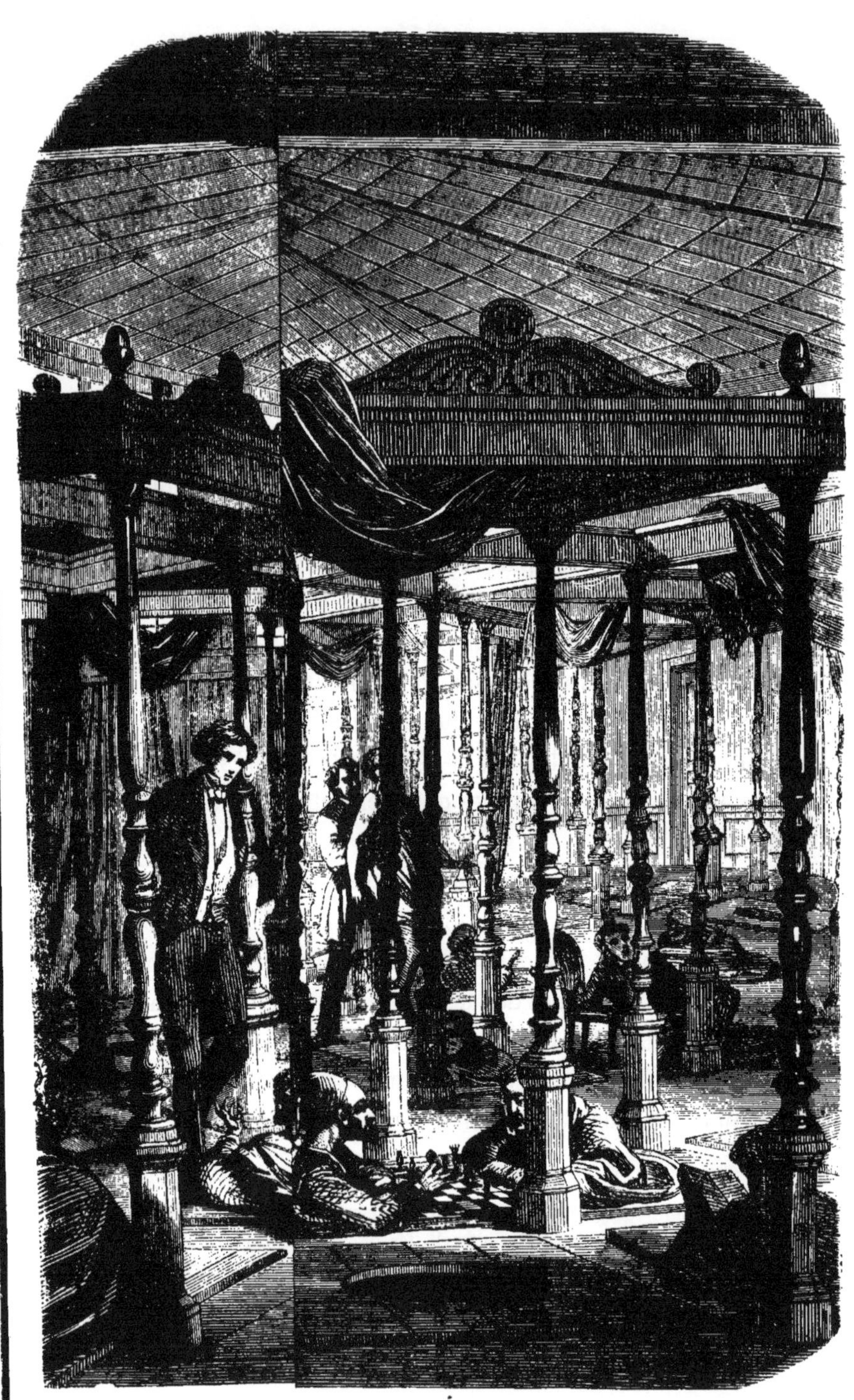

3 BAINS DE BOUES.

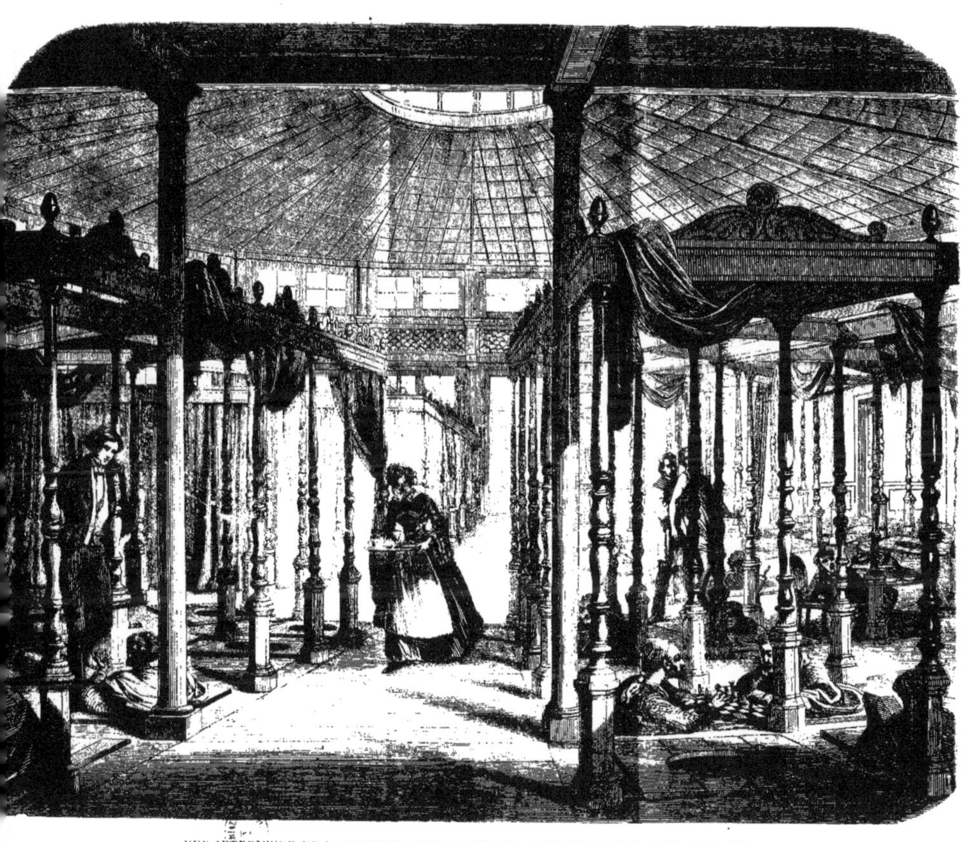

VUE INTÉRIEURE DE LA ROTONDE DANS LAQUELLE SE PRENNENT LES BAINS DE BOUES.

beaucoup de dames s'occupent de travaux d'aiguille, et tous y font un premier déjeuner.

C'est à la longue durée des bains que doivent être, en grande partie, rapportés les bons résultats qu'ils produisent. En admettant que leur degré de sulfuration ne soit pas plus élevé que celui des eaux sulfureuses les plus suivies, on conçoit que les effets en doivent être plus marqués, puisque le corps y est soumis beaucoup plus longtemps; car, tandis qu'on ne peut rester plus d'une heure ou une heure et demie dans un bain d'eau simple ou minéralisée, sans qu'on y éprouve une gêne, une anxiété qui obligent d'en sortir, on reste facilement dans la boue pendant quatre et cinq heures consécutives, à cause de la densité qu'elle présente.

Les bains de boue se prennent dans des cases boisées, environnées de rideaux, placées dans une vaste rotonde vitrée. Quelque temps avant l'ouverture de la saison, la boue de chaque case est enlevée et remplacée par des terres prises dans une prairie tenant à la rotonde, toute pénétrée de sources sulfureuses contenant les mêmes principes, quoique en moins grande quantité que celles du bassin de boüe; mais elles en sont bientôt saturées par les sources qui, continuellement, sourdent du fond des cases. Les malades conservent la leur pendant toute la durée du traitement; après, la boue en est encore changée par d'autre tenue en réserve, et comme les sources y arrivent sans cesse, et sans cesse s'en échappent pour s'écouler au dehors par de petits aqueducs qui communiquent à chaque case, elles entraînent toutes les parties solubles étrangères aux boues.

Dans la plupart des cas, la douche précède le bain de boue; on la reçoit en colonne, si la partie malade n'est pas douloureuse, et qu'il soit convenable de réveiller sa sensibilité; ou en arrosoir, si elle est sensible. Aussitôt qu'elle a rougi, tuméfié la peau, que sa faculté absorbante a été ainsi accrue, le malade entre dans la boue.

Comment s'opèrent les effets thérapeutiques des boues? Leur action est évidemment très-complexe, de même que celle de toutes les autres eaux minérales. Leurs principes minéralisateurs sont, sans doute, absorbés avec l'eau qui les tient en dissolution; mais comment agissent-ils ultérieurement? On ne peut qu'émettre des hypothèses à ce sujet. Toutefois, il nous paraît très-probable qu'ils surexcitent tous les organes, tous les tissus organiques, ce que semblent indiquer l'accélération de la circulation, l'augmentation des fonctions des intestins, du foie, des reins, de la peau, etc; et de cette excitation, toute physiologique, résulte la révulsion de l'inflammation qui constitue le plus grand nombre de nos maladies; car on ne peut croire que les eaux agissent par une action spéciale, élective sur les parties affectées, comme cela a lieu par certains médicaments; ainsi, nous croyons que les principes minéralisateurs des boues, transportés dans la circulation, révulsent, par l'excitation qu'ils produisent dans les parties saines, l'inflammation de l'organe malade, et, par suite, dissipent les altérations des tissus qui sont la conséquence de l'état morbide, à moins qu'elle n'ait déjà produit leur désorganisation.

Mais, indépendamment de la révulsion interne, il en est une autre produite par les boues, qui est des plus manifestes ; c'est celle qu'elles exercent sur la peau et qui se manifeste par la rougeur, le prurit de cette membrane, et surtout par les éruptions qu'elles y développent souvent; révulsion légère, si on ne la considère que sur un seul point de cette enveloppe, mais très-énergique, quand on pense qu'elle se produit dans presque toute son étendue.

Ainsi, nous considérons la révulsion *intus et extra*, produite par les principes minéralisateurs des eaux et des boues, comme la cause de leurs bons effets; dès lors, on peut juger qu'elle peut s'appliquer à un bon nombre d'affections différentes par leurs siéges, leurs symptômes, leur marche, parce que la cause qui les détermine le plus souvent, l'inflammation, est la même, et que, si la physionomie ne l'est pas, cela tient à ce que chaque organe a des fonctions spéciales et, par suite, une manière particulière de manifester sa souffrance.

Maladies qu'on observe le plus souvent aux Thermes de Saint-Amand.

Rhumatisme musculaire et articulaire. -- Presque tous les établissements thermaux ont préconisé l'effet de leurs eaux contre le rhumatisme : cependant, il est bien reconnu que c'est la médication sulfureuse qui compte le plus de succès dans cette affection ; que les douleurs musculaires soient fixes ou mobiles, nous les voyons rarement résister aux bains de boue et aux douches.

La persistance de cette maladie est beaucoup plus grande quand elle siége dans les articulations, et le résultat du traitement moins assuré. Quand les ligaments, la gaîne des tendons, le tissu cellulaire ne sont qu'engorgés, la résolution de l'inflammation s'opère facilement, surtout si elle n'est pas très-ancienne ; mais, quand elle est profonde, que la capsule synoviale est intéressée, la guérison est plus difficile ; elle l'est surtout quand le cartilage de la surface articulaire des os, les os eux-mêmes sont malades, qu'il y a tumeur blanche. Il faut souvent, dans ces cas, plusieurs saisons pour arriver à une guérison qui ne s'obtient que lorsque le malade est dans de bonnes conditions hygiéniques ; encore l'ankylose se forme-t-elle presque constamment.

Les affections des articulations ne se traduisent pas toujours par le gonflement des parties molles et par l'hypertrophie des extrémités articulaires des os. Nous en voyons chaque année qui n'offrent aucun signe extérieur de maladie; seulement la marche est plus ou moins gênée, et l'articulation le siége de bruits qu'on regarde généralement comme dépendants de la sécheresse de la capsule synoviale qui ne sécrète plus; cet état, en apparence peu grave, ne se dissipe presque jamais qu'avec beaucoup de lenteur.

Goutte. — Nous devions naturellement faire suivre ce que nous avons dit du rhumatisme articulaire de ce que nous avons à dire de la goutte ; car, contrairement à l'opinion du plus grand nombre des praticiens, qui les considèrent comme deux affections distinctes, nous croyons, à l'exemple de Chomel, Requin, et de MM. Pidoux et Grisolle, qu'elles ne sont qu'une seule et même maladie, reconnaissant les mêmes causes, ayant le même siége, les mêmes symptômes, la même marche, la même terminaison, et produisant les mêmes lésions anatomiques, à moins d'attacher quelque valeur aux subtiles distinctions qu'on a voulu faire entre elles, comme de donner l'une aux pauvres, et l'autre aux riches oisifs ou aux hommes occupés de travaux de cabinet, à l'exemple de Sydenham, qui se consolait de ses douleurs, en songeant que la goutte était la maladie des gens d'esprit et des grands seigneurs.

Les thermes de Saint-Amand reçoivent tous les ans beaucoup de maladies des articulations, considérées par les uns comme des résultats de la goutte, par les autres comme ceux du rhumatisme articulaire. Les malades y arrivent avec une opinion toute faite à cet égard qu'ils tiennent de leurs médecins. Parmi eux se trouvent toujours quelques indigents dont les mains sont déformées par des doigts durs, volumineux, courbés, déjetés de côté, avec une ou plusieurs articulations ankylosées, présentant exactement les mêmes caractères extérieurs que ceux d'autres personnes de la classe aisée, atteintes de la même affection. Chez les uns comme chez les autres, elle a suivi la même marche, s'est développée avec beaucoup de lenteur et sans grandes douleurs : c'est le rhumatisme *noueux* de certains auteurs, le rhumatisme *goutteux* de certains autres. On ne peut donc point dire que les petites articulations sont seules intéressées dans la goutte, ni que celle-ci appartient exclusivement aux gens riches, bien qu'il soit vrai qu'ils en sont plus souvent affectés que ceux qui vivent habituellement dans un état plus ou moins voisin de la misère ; ce qui ne suffit pas pour en faire une maladie distincte du rhumatisme.

On ne va pas aux Thermes de Saint-Amand pour la

goutte, mais bien pour les lésions de tissu qu'elle occasionne, ainsi que le rhumatisme dans les articulations. Cependant, nous pouvons affirmer que, depuis dix ans, nous n'avons pas vu une seule attaque de ces maladies survenir pendant le traitement, bien que les malades ne se crussent pas débarrassés de leur affection, ou, si l'on veut, de la cause qui l'avait produite. Un fait, mais un seul nous semblerait faire croire que la médication qu'on y suit n'est pas sans influence sur cette cause.

Un notaire belge avait éprouvé, depuis sept années consécutives, une attaque de goutte au gros orteil, qui chaque fois était revenue dans le mois de juillet. Il entra le 1er juin 1859 à l'établissement, prit les bains de boue et l'eau sulfureuse en boisson jusqu'au 24 du même mois, puis il retourna chez lui pour une affaire importante; il y resta une vingtaine de jours et revint après reprendre le traitement, qu'il continua jusqu'au 20 août. L'accès ne revint pas pendant tout ce temps, et nous avons indirectement appris qu'à la fin d'octobre, il n'avait encore rien ressenti de sa maladie; mais nous ignorons si l'action préventive de la médication avait continué plus longtemps son influence.

Entorse, *luxation*, *fracture*. — Depuis que les boues minérales de Saint-Amand sont employées, elles ont été préconisées dans les engorgements survenus à la suite de ces accidents. Je les ai toujours vues alors opérer de bons effets. Dans les entorses, elles donnent de la souplesse aux ligaments et rendent la marche plus facile. Toutefois, quand la maladie est aux extrémités inférieures, on ne doit pas s'empresser de quitter les béquilles; il faut attendre que la marche n'excite plus de douleurs ; sans cela, l'inflammation se réveille, la guérison est retardée. Les boues ont également de bons résultats dans les suites de fractures. En 1859, nous avons vu un cal des plus volumineux, provenant d'une fracture comminutive des deux os de la jambe, chez un officier de cavalerie belge, considérablement diminué par l'effet du traitement : le gonflement, l'induration du périoste s'étaient dissipés, la tumeur n'était plus formée que par les os qui chevauchaient l'un sur l'autre. Nous avons publié cette observation, qui démontre si manifestement la grande puissance résolutive des boues [1].

Plaies, ulcères. — C'est un événement bien remarquable qui fit connaître l'efficacité des boues dans les plaies. Par ordre de Louis XIV, et sous la direction du maréchal de Vauban, les mineurs de l'armée de Flandre étaient occupés, en 1697, à l'aménagement des eaux minérales de Saint-Amand, qu'avait vainement tenté la riche abbaye de cette ville, propriétaire de ces eaux, quand ils furent appelés au siége d'Ath, où beaucoup contractèrent des plaies qui s'ulcérèrent. Après la prise de cette ville, ils retournèrent reprendre leurs travaux, travaillèrent dans le bassin de boue, et leurs plaies se cicatrisèrent. Depuis, tous les ans, l'établissement voit s'opérer de pareilles guérisons. Les anciennes plaies s'y avivent et s'y cicatrisent. J'ai plusieurs fois vu des plaies fistuleuses se fermer quand elles ne dépendaient pas de carie, et même une se guérir

1. *Observations de maladies des articulations traitées par les boues thermo-minérales sulfureuses de Saint-Amand* : chez Jules Masson, libraire, 26, rue de l'Ancienne-Comédie, à Paris.

chez un enfant atteint de coxalgie. Le stylet rencontrait au fond du trajet fistuleux, qui se dirigeait vers la cavité cotyloïde, une surface rugueuse, évidemment due à une carie.

Dartres. — Quand on sait que le soufre et des substances végéto-animales entrent en proportion notable dans la composition des boues, on ne doit pas être surpris de leur efficacité dans les affections herpétiques. Presque toujours, sous leur influence, le plus grand nombre des dartres disparaissent. Je dis presque toujours, parce que plusieurs fois nous avons vu des malades revenir pour se soumettre à un second traitement, leur affection ayant reparu ; mais ce sont des cas exceptionnels. Nous ne dirons pas non plus que le succès est assuré dans toutes les espèces de dartres, car nous n'avons observé jusqu'à présent que des exzémas et des ptyriasis. Nous avons vu échouer le traitement dans un impétigo qui occupait une grande partie de la face, ce qui ne doit pas surprendre, puisque le remède ne pouvait être mis en contact avec le mal ; il en serait probablement de même des affections du cuir chevelu, telles que le favus.

Affections des voies urinaires. — D'après tous les ouvrages qui ont été anciennement publiés sur cet établissement, il est certain que la gravelle était antrefois très-fréquente dans le nord de la France et la Belgique ; elle l'est beaucoup moins aujourd'hui. A quoi cela tient-il ? C'est une question d'autant plus difficile à résoudre, selon nous, que, depuis un siècle et plus, l'usage des viandes, l'oisiveté, les travaux de cabinet, considérés par tous les auteurs comme cause de cette affection, se sont beaucoup accrus.

On voit donc aujourd'hui peu de graveleux aux thermes de Saint-Amand. Je n'en ai observé que cinq : chez quatre, les graviers étaient formés d'acide urique; les urines ne charriaient plus de sable rouge lorsqu'ils quittèrent l'établissement. L'un de ces malades, riche propriétaire de Tournay, en rendait considérablement lorsqu'il se mit au traitement. Trois mois après son départ des thermes, il m'apprit par une lettre, que je possède encore, que la maladie n'avait pas reparu. Le cinquième malade quitta les thermes dans l'état où il y était entré. Je n'ai pas constaté quelle était la composition chimique de ses graviers.

Cystite chronique. — Chaque année, l'établissement reçoit des sujets atteints de cystite chronique. L'effet des eaux est presque constant dans ces cas. Les sécrétions muqueuses ou purulentes de la vessie diminuent, les urines perdent leur odeur ammoniacale. Les malades quittent les thermes généralement satisfaits. L'un d'eux, très-connu dans le pays par la haute position qu'il y occupe, après avoir essayé toutes les eaux minérales prescrites dans le catarrhe de la vessie, nous revient depuis trois ans, assurant qu'il n'a jamais éprouvé de bons effets que de celles de Saint-Amand.

En 1864, les thermes reçurent un malade atteint d'un catarrhe vésical datant d'une dizaine d'années. Il y avait été envoyé par le docteur Constantin James, de Paris. La sécrétion mucoso-purulente de la vessie était excessivement abondante et fétide. Le malade, riche propriétaire, n'avait rien négligé pour se guérir; déjà il était allé dans trois stations thermales.

La plupart des malades atteints de cette affection se

bornent, à Saint-Amand, à boire de l'eau sulfureuse en grande quantité. En songeant à la gravité de la maladie de celui-ci, je l'engageai à joindre à l'usage de l'eau les bains de boue, comme pouvant, par la vive excitation qu'ils produisent sur la peau, plus ou moins révulser l'inflammation de la muqueuse vésicale. Après une dizaine de bains, les sécrétions étaient diminuées et moins fétides; après vingt, les urines étaient tout à fait limpides et sans odeur. Cependant le traitement fut continué pendant six semaines, et le malade, dont l'état général de santé était mauvais quand il entra à l'établissement, en sortit dans la situation la plus satisfaisante.

Maladie de l'appareil hépatique. — Bien que tous les anciens médecins qui ont été attachés aux thermes de Saint-Amand rapportent de nombreuses observations de guérison d'affections du foie, nous n'en avons observé que quatre.

Le résultat de la médication suivie nous a toujours fait regretter de ne pas en avoir vu un plus grand nombre. Chez l'un, la maladie était légère et se dissipa promptement; chez deux, le foie était volumineux, hypertrophié, dépassait les fausses côtes; les conjonctives chez l'un, toute la face chez l'autre, avaient une teinte ictérique très-prononcée, et les urines étaient safranées. Après le traitement, le foie, chez l'un, était revenu à son état normal, chez l'autre, il était considérablement dégorgé; en un mot, tous deux avaient éprouvé une très-grande amélioration du traitement, qui consiste dans les bains de boue, les douches et la boisson d'eau sulfureuse. Quant au quatrième, dont l'affection remontait à cinq ou six ans, il quitta l'établissement sans y avoir obtenu d'effets avantageux.

Maladie des voies de la respiration. — Nous n'avons vu dans les thermes qu'un petit nombre de sujets atteints de laryngite chronique ; tous ont quitté l'établissement sans y avoir obtenu la moindre amélioration. Quelques phthisies tuberculeuses ont paru se calmer un peu, soit par l'usage des eaux sulfureuses, soit par l'effet du séjour à la campagne ; mais nous avons appris que la maladie n'avait pas tardé à reprendre sa marche. Il n'en a pas été de même des vieilles bronchites qui se sont réellement amendées. Nous ne doutons pas que ces catarrhes chroniques, sans complication de tubercules ou d'hépatisation grise, un peu étendue, des poumons, ne s'améliorent grandement par nos moyens de traitement.

Maladie syphilitique. — A l'époque où les thermes de Saint-Amand renfermaient un hôpital militaire, on y envoyait des soldats atteints d'affections vénériennes ; mais, depuis sa suppression, je ne pense pas que l'établissement ait reçu beaucoup de sujets affectés de cette maladie. En 1858, M. le docteur Bertrand, alors résidant à Lille, nous envoya un de ses clients, qu'il avait traité pour une syphilis secondaire qui avait présenté pour principaux symptômes des ulcères dans la gorge et des excroissances volumineuses à l'anus. Les ulcères s'étaient dissipés sous l'influence de la médication antivénérienne ; mais les excroissances avaient résisté, bien qu'elles eussent été traitées localement par les caustiques, le nitrate acide de mercure, croyons-nous. Il était question de les enlever par l'instrument tranchant, opération à laquelle le malade voulait se soustraire, car on ne lui avait pas caché qu'elle serait douloureuse, à cause du volume qu'elles avaient. Il ne faisait plus de traitement depuis trois mois. Après vingt-deux bains de boue, le malade retourna chez lui complétement débarrassé de ses excroissances.

Scrofule. — La médication sulfureuse thermale est généralement conseillée en France dans la scrofule, mais moins pour combattre cette diathèse que ses manifestations, car ce n'est pas en un mois qu'on peut modifier l'organisation vicieuse à laquelle se lie cette maladie. D'ailleurs, nous ne pensons pas qu'il existe de traitement capable de la combattre efficacement ; la nature seule a ce pouvoir. Presque toujours elle l'arrête, quand les sujets ont atteint quinze ou vingt ans, quels que soient les moyens thérapeutiques employés sans succès avant cet âge.

Au nombre des accidents que détermine la scrofule, il faut mettre les engorgements, les abcès dans les parties molles qui environnent les articulations et la carie des os qui les forme; dans ces cas, les boues activent les cicatrices, mais d'autres abcès se forment sur d'autres points, soit pendant le séjour des malades dans l'établissement, soit lorsqu'ils en sont sortis ; seulement, ce que l'on observe presque toujours, c'est que la santé générale s'améliore.

Tous les ans, l'établissement reçoit des coxalgies, qu'on regarde généralement comme un effet de la scrofule ; les enfants ne nous sont amenés que lorsque la tête du fémur a été chassée de sa cavité, et souvent quand des abcès sont survenus dans le voisinage de l'articulation iléo-fémorale ; abcès fistuleux qui, comme on le sait, ne se guérissent qu'avec beaucoup de difficultés. Dans ces cas encore, le traitement n'a d'autres résultats que ceux dont nous avons parlé plus haut; mais, chez six sujets dont nous avons recueilli les observations, qui n'avaient point d'abcès, il n'en est pas survenu depuis le traitement, ce dont nous nous sommes assuré longtemps après. Si d'autres faits venaient justifier cette action préventive des boues, il serait bien avantageux d'avoir une médication qui ne pourrait sans doute, pas plus que les autres moyens, remédier à la luxation du fémur, mais qui préviendrait les accidents dont nous parlons, qui en sont une conséquence fâcheuse, par suite de l'affaiblissement auquel entraîne une abondante suppuration.

Névralgies. — Les névralgies sont heureusement influencées par les bains de boue, quand leur siége permet d'appliquer le remède sur la partie souffrante, comme dans la sciatique. Le fait le plus grave de ce genre d'affection que nous ayons vu concernait un mineur atteint d'une névralgie intercostale qui avait résisté à tous les traitements pendant deux ans. Depuis lors, il avait été forcé de s'abstenir de son travail habituel. Il arriva aux thermes de Saint-Amand dans le mois de juin 1857. Il ne pouvait marcher que difficilement et le corps très-courbé ; les douleurs se réveillaient toutes les nuits, ses souffrances lui avaient fait perdre l'appétit et rendu les digestions pénibles. Après un mois de traitement, les douleurs avaient complétement disparu, le corps s'était redressé et la marche était redevenue facile. Cette grande amélioration lui permit de reprendre son travail.

Maladie de l'appareil cérébro-spinal. — Il ne sera ici

question que des affections du cerveau et de la moelle épinière, qui se sont traduites par la paralysie plus ou moins complète du mouvement ou du sentiment, et parfois de ces deux facultés des organes de la vie de relation, comme aussi par le tremblement insolite des membres, nos moyens de traitement étant sans action sur toutes celles qui n'offrent pas ces symptômes.

Les paralysies ont été, depuis une vingtaine d'années, le sujet de travaux importants et d'observations nombreuses éparses dans les journaux de médecine. On y voit combien l'étiologie de ces affections laisse à désirer, combien leur diagnostic est parfois incertain, à cause de la difficulté de leur assigner un siége dans les parties de l'axe cérébro-spinal qui, dans l'état physiologique, préside aux fonctions des organes et tissus organiques frappés dans leur contractilité ou leur sensibilité tactile.

Ces écrits ont établi avec non moins de certitude combien il est difficile de pouvoir toujours assurer, du vivant des individus, si la diminution, la perversion ou l'abolition de ces fonctions dépendent ou non d'une lésion matérielle de la pulpe nerveuse ; en un mot, si la maladie est symptomatique ou essentielle. Ils ont donc rendu un grand service à la science en montrant combien le médecin doit être circonspect quand il s'agit d'indiquer les causes, le siége et la nature de ces maladies ; mais ils n'ont rien ajouté à ce qu'on savait déjà sur les moyens de les combattre.

En effet, le traitement des paralysies est aujourd'hui tel qu'il était depuis longtemps. On a, il est vrai, remis en usage l'électricité, tentée dans le milieu du siècle dernier, bientôt abandonnée pour être reprise avec enthousiasme après un oubli de cinquante ans, puis délaissée encore pendant un pareil laps de temps pour être réemployée dans ces dernières années, sans qu'il soit certain que ce moyen se maintienne dans la thérapeutique de ces maladies, malgré les améliorations qui ont été apportées dans son application.

Jusqu'à présent, la médication sulfureuse reste la plus employée, parce que c'est elle qui compte le plus de succès. Or, c'est à ce titre que les boucs de Saint-Amand se recommandent, aussi y voit-on chaque année un bon nom bre de paralytiques.

Le célèbre Morand, qui avait observé les effets de ces boues, écrivait au *Journal des Savants* (juin 1748), qu'il considérait les paralysies, la sciatique, le rhumatisme et les maladies des articulations comme celles qui s'y guérissaient le plus souvent.

De toutes les paralysies que l'on voit aux thermes de Saint-Amand, la paraplégie est la plus fréquente. Il y en a de tous les degrés; mais je n'en avais jamais vu de plus complète et se terminant heureusement, qu'un cas qu'on y a observé en 1864. C'était un malade de M. le docteur Cazeneuve, de Lille. Assis, les pieds sur le sol, il ne pouvait leur faire exécuter le plus léger mouvement; la sensibilité des extrémités inférieures était très-obtuse. Il y avait constipation opiniâtre et incontinence d'urine. Le traitement jusqu'alors employé, quoique très-actif et rationnel, était resté sans résultat. Après une vingtaine de bains de boue, le malade pouvait glisser un peu les pieds sur le plancher, et avait le pressentiment de sa guérison. Après trente jours de traitement, il se tenait debout, bien qu'avec peine, et pouvait faire quelques pas, étant aidé d'une béquille et d'un bras. Je l'engageai alors à arrêter les bains pendant une quinzaine de jours, et à les reprendre ensuite pour faire une seconde saison ; ce qu'il fit. A son départ, il pouvait marcher assez longtemps, quoique difficilement, à l'aide d'une canne et d'un bras. Trois mois après, je le revis chez lui; il n'y avait plus qu'un peu de roideur dans la marche, qui s'effectuait avec une seule canne. La vessie seulement restait un peu paresseuse.

Nous avons rapporté à l'affection du cerveau trois cas de paralysie s'étendant à tous les membres, mais sans altération des fonctions de la vessie ni du rectum. Le plus intéressant est celui d'une jeune dame de Lille, qui, après un allaitement prolongé et de vifs chagrins causés par la mort d'un parent, éprouva des phénomènes nerveux des plus singuliers : la perte des forces dans les extrémités thoraciques et abdominales, avec anesthésie incomplète dans ces parties. Après deux ans de traitement infructeux, elle vint, en 1860, aux thermes de Saint-Amand. Elle ne pouvait alors faire quelques pas sans l'assistance de deux personnes. Après vingt-cinq bains de boue, la maladie était presque entièrement dissipée, elle l'était tout à fait un mois après la sortie de l'établissement. Le succès ne fut point aussi prompt ni aussi complet chez les deux autres paralysés dont la maladie n'avait non plus d'autres causes appréciables que des peines morales.

L'affection du cerveau chez deux autres malades pouvait encore moins être révoquée en doute. Chez tous deux elle était survenue à la suite d'excès de plaisirs énervants :

l'un, client du docteur Clairain-Dulaurier, de Paris, avait éprouvé de violentes douleurs à l'occiput et une diminution sensible de la vue ; l'autre, ayant pour médecin le docteur Vanderhague de Gand, un affaiblissement considérable des facultés intellectuelles ; chez tous deux, la sensibilité tactile et la contractilité musculaire étaient profondément altérées, mais bornées aux extrémités inférieures chez l'un, tandis qu'elles s'étendaient aux quatre membres chez l'autre. Le premier, habitant de Paris, revint aux thermes pendant trois saisons consécutives et y obtint une complète guérison ; l'autre, qui avait quitté l'établissement avec une amélioration très-manifeste, promettait bien d'y revenir ; mais il succomba au typhus qui régnait dans la localité où il résidait [1].

Nous avons vu aux thermes bien d'autres malades frappés soit de paralysies, soit de désordres musculaires ataxiques de la vie de relation. Dans la plupart des cas, la maladie nous paraissait dépendre ou du ramollissement partiel de la substance cérébrale, ou de l'existence de tubercules ou d'autres produits anormaux, accidents que nous considérons comme tout à fait au-dessus des ressources de l'art, ne pensant pas, contrairement à quelques auteurs, que la pulpe encéphalique ou rachidienne désa-

1. Nous avons publié, au commencement de 1862, ces observations ainsi que d'autres non moins intéressantes (Brochure, chez Jules Masson, libraire, rue de l'Ancienne-Comédie, 26, à Paris), dont on ne peut révoquer en doute l'authenticité, car toujours nous avons cité le nom des médecins qui avaient donné des soins aux malades, de même que les noms de ceux-ci, quand les convenances nous l'ont permis. Aujourd'hui, nous pourrions ajouter à cette liste sept autres faits : trois des sujets qu'ils concernent ont été complétement guéris, les quatre autres ont quitté l'établissement avec une très-sensible amélioration.

grégée, comme dans le ramollissement, puisse reprendre sa consistance normale, du moins aucun fait d'anatomie pathologique n'a, croyons-nous, prouvé le contraire.

Maladie de la matrice et de ses annexes. — Aucune médication, quelque bien indiquée qu'elle soit pour combattre une maladie, n'a le pouvoir de toujours la guérir. Beaucoup de causes peuvent la faire résister à son action : l'âge du sujet, les conditions hygiéniques dans lesquelles il se trouve, l'ancienneté de son affection, les désordres matériels qu'elle aura produits dans les organes où elle siége ; mais, plus que toute autre, la résistance vitale, faculté de l'organisation, variable chez chaque individu, qui, faible, laissera une maladie légère marcher vers une terminaison funeste, quoiqu'elle soit parfaitement traitée, tandis qu'elle la vaincra, au contraire, lors même qu'elle sera très-grave et mal combattue, si cette résistance a une grande énergie. C'est surtout dans les épidémies que ces faits s'observent. Qu'on ne s'étonne donc pas si, aux thermes de Saint-Amand, comme dans tous les autres, l'action du traitement n'est pas toujours favorable.

Quoi qu'il en soit, nous pouvons affirmer que jusqu'à présent, nous n'avons pas vu nos agents thérapeutiques faillir dans aucun cas de maladies de la matrice, quand elles ne consistaient que dans son engorgement, c'est-à-dire son inflammation chronique, avec ou sans hypertrophie et ulcération de son col, ayant pour principal symptôme une difficulté de la marche, suite du déplacemont de l'organe. A l'appui de ce que nous avançons, nous citerons le fait d'une dame que le docteur Josse, d'Amiens, amena aux thermes. Par suite d'un accouchement qui n'eut rien d'extraordinaire, il survint des accidents les plus graves vers la matrice et ses annexes. Elle dut garder le lit ou la chaise longue pendant *seize années* consécutives, malgré les soins très-éclairés qu'elle recevait de son médecin ordinaire et des praticiens les plus éclairés de Paris. Elle vint quatre années de suite à l'établissement, prit chaque fois une trentaine de bains de boue et fut complétement guérie de cette cruelle maladie. D'autres faits de ce genre, mais moins graves, bien que les malades aient dû garder le lit pendant des mois et même des années, nous ont convaincu de la puissance des boues dans ces affections[1].

Ce qui prouve encore l'influence des boues sur le principal organe de la génération, c'est que presque toujours elles avancent l'époque des règles de sept à huit jours chez toutes les malades, même celles dont ce viscère n'est nullement affecté, et les rétablit lorsque la disménorrhée ne tient pas à une maladie très-grave; aussi produisent-elles de très-bons effets dans la chlorose, quand cette affection se complique de la disparition ou du retard des règles.

Mais nous le répétons, ce n'est que dans le cas où la maladie de l'utérus ou de ses annexes dépend d'une inflammation que le traitement réussit; il échouerait, si elle était d'une autre nature.

Nous avons vu quelles sont les maladies qui se guérissent le plus souvent aux thermes de Saint-Amand et celles qui restent réfractaires au traitement qu'on y suit. Nous ajouterons qu'il ne faut pas en faire usage à cause de

1. Ces observations ont été insérées dans les numéros des 5 et 12 septembre 1859 de *l'Abeille médicale;* nous pourrions aujourd'hui en publier d'autres.

l'excitation qu'il détermine, dans les affections qui s'accompagnent d'une fièvre vive, et quand l'estomac et les intestins sont fortement irrités; qu'on ne doit pas non plus les conseiller dans les maladies du cœur et des gros vaisseaux, et que les névropathiques ne trouveraient d'autre soulagement à leurs maux que celui produit par les bonnes conditions d'hygiène qu'il rencontreraient dans l'établissement.

Nous terminerons en rapportant les opinions des auteurs des ouvrages les plus estimés sur les eaux minérales de France et de l'étranger.

« Les boues de Saint-Amand, dit M. Constantin James dans son ouvrage sur les eaux minérales (3me édition), provoquent souvent vers la peau, surtout au début de la cure, une légère éruption rappelant assez celle qu'on observe à Loëche ou à Schinznach; souvent alors il survient un mouvement fébrile qui se dissipe en même temps que l'éruption; du reste, celle-ci ne paraît exercer qu'une influence secondaire sur le traitement.

« Les bains de boue produisent d'excellents effets dans l'atrophie des membres, les foulures, la roideur des articulations, et surtout dans les affections rhumatismales. Elles ont plus d'une fois réussi merveilleusement en rappelant à l'extérieur certains venins cachés, certaines humeurs répercutées que les eaux les plus puissantes n'avaient pu, en quelque sorte, déraciner de la constitution. Enfin tous les anciens auteurs qui ont écrit sur les boues de Saint-Amand vantent leur efficacité contre les engorgements passifs du foie, les obstructions, qui résistent si souvent aux médications les mieux dirigées. »

On trouve l'article suivant, sur le même sujet, dans le *Traité des eaux minérales de France*, par M. Roubeaux.

« Saint-Amand est une petite ville à douze kilomètres de Valenciennes ; ses sources, et surtout ses boues minérales, ont une réputation européenne. Ses eaux se sont montrées utiles dans les affections chroniques des voies digestives et dans les dermatoses. L'efficacité des boues a été constatée dans les paralysies, la sciatique, les rhumatismes, les entorses, les tumeurs blanches et les suites de fractures. »

Dans son ouvrage sur les eaux minérales de France et de l'étranger, M. Durand-Fardel, médecin-inspecteur des eaux de Vichy, s'exprime ainsi sur les boues de Saint-Amand : « Ce sont surtout les rhumatismes chroniques, avec leur conséquence organique dans les muscles et les articulations elles-mêmes, qui réclament l'usage de cette médication ; elles sont principalement indiquées dans les cas de lésions articulaires consécutives au rhumatisme, surtout dans le cas où l'état rhumatismal ayant cessé de sévir par lui-même, les désordres articulaires offrent un caractère tout local et où il faut appliquer une médication plutôt résolutive qu'altérante, locale que diathésique (pages 213 et 461.) »

Enfin, dans leur *Traité général pratique des eaux minérales de France et de l'étranger*, MM. Petrequin et Socquet disent : « Les eaux minérales de Saint-Amand excitent l'appétit et la sécrétion intestinale ; elles produisent pendant les premiers jours une diarrhée. En boisson, ces eaux combattent avec avantage la leucorrhée, la suppression menstruelle, les coliques néphrétiques. En bains et en douches, on les emploie avec succès dans les maladies cutanées, la gravelle, les atonies de l'urèthre et de la vessie, les obstructions des entrailles et du foie. »

Salubrité remarquable des Thermes de Saint-Amand.

Le succès d'un traitement est d'autant plus assuré qu'il est aidé par des moyens qui impriment aux organes et surtout à l'estomac, vers lequel les autres réfléchissent leurs souffrances, une excitation qui en aide les fonctions. Au nombre des plus favorables à la santé, il faut compter les déplacements, les voyages, et surtout la pureté de l'atmosphère des lieux où l'on séjourne. Ces circonstances seules peuvent bouleverser des habitudes de malaise et suspendre parfois la marche d'une maladie, la guérir même, si elle n'a rien de trop sérieux. Ce n'est pas seulement le médecin qui en connaît les avantages hygiéniques, mais encore les personnes étrangères à la médecine qui, aujourd'hui plus que jamais, fuient dans la belle saison les grands centres de population où se trouvent réunies tant de causes d'insalubrité.

Dès les premières années où nous avons été attaché aux thermes de Saint-Amand, nous avons été frappé de l'amélioration qui survenait dans la santé générale des malades, alors même que leur affection résistait au traitement ; à plus forte raison, l'observions-nous chez les personnes, toujours en assez grand nombre, qui les accompagnaient ou qui seulement venaient dans l'établissement pour jouir de la campagne. Chez les uns comme chez les autres, le bien-être se traduisait par une augmentation de l'appétit et des digestions faciles. Dans chaque saison, il venait des enfants dans un état maladif, qui, sous la seule influence de l'atmosphère des thermes, repartaient en bonne santé. Cet état de choses n'est point changé depuis. Il m'importait de savoir si ce que j'observais était particulier à l'établissement et ne s'étendait pas au delà. Je pris des renseignemsnts à ce sujet, voici ce que j'appris.

Les thermes font partie d'un hameau appelé la *Croisette*, qui contient actuellement 542 habitants, ayant généralement l'aspect d'une santé vigoureuse. Le plus ancien médecin du pays, qui y exerce depuis plus de quarante ans, n'a jamais vu dans cette petite localité de maladie régnante. Pendant l'épidémie de choléra de 1832, une seule personne succomba, et une autre pendant l'épidémie non moins funeste de 1849, tandis que la maladie sévissait cruellement dans toutes les communes des environs. La fièvre typhoïde, si commune ailleurs, ne s'est jamais présentée à la Croisette, d'après ce praticien qu'à l'état sporadique ; les cas en sont rares et peu graves ordinairement. Nous y connaissons deux individus, atteints de phthisie tuberculeuse depuis sept à huit ans. Depuis deux ans, leur maladie est enrayée et paraît marcher vers une heureuse terminaison. Ils n'ont jamais fait usage, pour tout traitement, que de l'huile de foie de morue.

On compte dans la Croisette un grand nombre de vieillards. Dans ce moment, il y existe 88 personnes de soixante ans ou au-dessus de cet âge, ce qui est beaucoup pour une aussi faible population, d'après les tables de mortalité de Déparcieux.

A quoi tiennent les causes de salubrité des thermes de Saint-Amand? C'est, à n'en pas douter, à la forêt qui l'enveloppe de toutes parts au nord, à l'est et à l'ouest, ainsi qu'à la puissante végétation des terres arables qui les touchent au midi. A l'appui de cette opinion, nous rapporterons les conclusions suivantes d'un mémoire présenté à l'Académie des sciences, le 10 septembre 1862, par M. Kotmann, sur l'ozone qui s'exhale des plantes :

1° Les plantes dégagent du sein de leurs feuilles et de leurs parties vertes de l'oxygène ozonisé ;

2° les feuilles des plantes dégagent pendant le jour de l'oxygène ozonisé en quantité pondérable plus grande que celui qui existe dans l'air ambiant ;

3° Les plantes de la campagne dégagent plus d'ozone que celles des villes pendant le jour ; cela devait être, puisque la vie végétative y est plus active et que les premières réduisent plus d'acide carbonique ;

4° De cette dernière observation, on peut inférer que l'air de la campagne, des habitations entourées de vastes jardins, de luzernières, de tréflières, de forêts, est plus vivifiant que l'air des villes ;

5° Dans les chambres d'habitation, l'oxygène n'existe généralement pas à l'état ozonisé.

D'après ces observations, qui ne font d'ailleurs que confirmer une opinion de tous les temps, on peut dire que la vie est d'autant plus assurée, toutes choses égales d'ailleurs, qu'on la passe au milieu de plantes abondantes et d'une active végétation. Dès lors, on peut apprécier combien le séjour des thermes de Saint-Amand est favorable à la santé.

Ce bel établissement se trouve dans un pays plat qui peut ne pas satisfaire l'œil de l'artiste, mais qui assurément convient beaucoup à des malades comme les nôtres, dont la plupart ont la marche difficile et ne pourraient guère étendre leurs promenades sur un sol accidenté. Au reste, c'est une erreur de croire que les pays montagneux sont plus favorables à la santé que ceux dont le sol est plat. Des quinze départements de la France où la vie moyenne est la plus prolongée [1], il n'en est que deux qui sont montagneux, les Hautes-Pyrénées et la Haute-Garonne, encore n'occupent-ils que les derniers rangs, le quatorzième et le quinzième, et le règne végétal y tient-il une grande étendue de terrain. Les treize autres sont des pays de plaine ou du moins n'offrent que des coteaux.

1. Ce sont l'Orne, le Calvados, l'Eure-et-Loir, la Sarthe, l'Eure, le Lot-et-Garonne, les Deux-Sèvres, l'Indre-et-Loire, les Basses-Pyrénées, le Maine-et-Loire, les Ardennes, le Gers, l'Aube, les Hautes-Pyrénées et la Haute-Garonne.

FIN.

TABLE DES MATIÈRES

Pages.

www.ingramcontent.com/pod-product-compliance
Ingram Content Group UK Ltd.
Pitfield, Milton Keynes, MK11 3LW, UK
UKHW021316190726
13839UKWH00007B/1905

9 782329 447902